A. Messieurs

Les Docteurs Deroy, d'Estaires, et Charles Garez, de Carvin.

MESSIEURS,

Veuillez jeter un coup-d'œil sur les saignées considérées comme nuisibles et utiles dans la Thérapeutique rustique.

J'ai l'honneur d'être, Messieurs, votre très-humble et très-obéissant serviteur.

P.-L. Deloffre.

ABUS & UTILITÉS DES SAIGNÉES

DANS LE

TRAITEMENT DES MALADIES

DES

HOMMES DU VILLAGE.

Le médecin qui connaît les causes, les symptômes, la marche, la durée, les terminaisons, le pronostic et les caractères anatomiques (siège et nature) des maladies, ne peut pas encore se dire véritablement praticien.

Ce qui doit le rendre précieux à ses semblables, c'est une connaissance parfaite du traitement des maladies ou infirmités qui affligent si souvent le corps de l'homme et de sa compagne.

Les opinions thérapeutiques, comme beaucoup d'autres, ne sont-elles pas souvent réduites en poussières? Quelles qu'elles soient, les opinions ne tirent point leur valeur du nom de ceux qui les professent : Ceux-ci, au contraire, fondent un nom vraiment digne de respect, sur la pureté et le désintéressement de leur vie, toujours d'accord avec des opinions saines et justes.

Comme David, nous avons un ennemi, un Goliath systématique à terrasser : l'abus des saignées; hélas! pourquoi, comme David, n'avons-nous pas le glaive de Dieu? Mais, médecins rustiques, ce glaive de Dieu est dans vos bibliothèques et dans vos jugements sur tous les systèmes, sur toutes les doctrines médicales qui ont paru depuis Hyppocrate jusqu'à Monsieur le docteur Broussais.

Toutes ces doctrines nous ont laissé de bons exemples à suivre, de bons préceptes à méditer; parmi les sectateurs de ces doctrines, nous ne condamnons que leur monomanie ou leur fanatisme. Prenons ce qu'il y a de bon ou de sublime dans leurs écrits; jetons un voile sur leurs abus.

Y a-t-il un système plus pernicieux ou plus illusoire, pour les gens du village, que le traitement de toutes leurs maladies par les saignées.

La saignée, le premier des anti-phlogistiques, (rafraîchissant) lorsqu'il s'agit d'affaiblir promptement réussit toujours; mais, faite par des mains inhabiles, combien de victimes n'immolent-elle pas tous les jours à nos regards : quelle que soit la saison, les infatigables ouvriers du village sont saignés et resaignés à outrance; lorsqu'il existe même, avec la plus grande certitude, un affaiblissement radical des forces vitales de tout leur corps. Nous devons sentir, avec la dernière évidence, qu'il ne faut jamais saigner après les travaux immodérés du corps et de l'esprit, après des maladies longues et prolongées, dans lesquelles on remarque la susceptibilité augmentée par l'irritabilité ou la sensibilité, enfin toutes les fois que les forces de la nature sont affaiblies; n'ont-elles pas plutôt besoin d'être soutenues par des puissances toniques ou corroborantes? La médecine rustique est dégoûtée de la maison de ses vieux pères, elle l'a fait abattre sans avoir de plan ni de matériaux pour la rebâtir, enfin, pour ne pas coucher dehors, au lieu d'un château, c'est une chaumière qu'elle bâtit avec ses vieux débris; mais elle est dans le goût villageois, comme la plus belle ou la plus moderne. La doctrine de l'irritation relève sa tête villageoise avec un enthousiasme fanatique presque général, et brave également les épigrammes de Gil Blas et la satyre de M. Harvée.

Pour la santé et la longévité des laborieux habitants des villages, il serait utile, par l'expérience de ramener chez eux cette belle doctrine à ses véritables principes, en distinguant les circonstances où elle peut dépendre d'un état de surexcitation vitale universelle, où les saignées générales sont nécessaires; de celles où elle ne consiste que dans l'irritabilité mise en jeu dans un organe, et localisé par l'action d'une cause morbifique, le corps de l'homme se trouvant du reste dans un état de faiblesses générale comme il arrive tous les jours à la campagne, chez les travailleurs harassés, dont la subsistance est toute aqueuse; où les sangsues sont quelquefois utiles. Bien encore que les sympathies qui résultent de la souffrance de l'organe affecté développent souvent des troubles dans d'autres organes, ce n'est point là un état de surexcitation, puisque celle-ci comporte l'idée d'une surabondance de forces, (surabondance qui n'a lieu que dans la partie souffrante), c'est un état de désordre qui épuise les forces, et qui, toutes les fois que l'on privera le corps vivant de l'homme rustique d'une certaine quantité de sang propre à les entretenir, les épuisera plus vite encore.

Presque toutes les maladies des hommes laborieux du village, de ce dernier genre, se compliquent des états adynamiques et ataxiques à la suite, souvent, de la première saignée : parceque déjà ils sont épuisés par excès de fatigues, par défaut d'une nourriture convenable et souvent obsédés ou tourmentés par les chagrins intérieurs de la famille ou des affaires extérieures.

Peut-on guérir toutes leurs maladies avec l'eau et la saignée ? Non, évidemment non ; car il existe dans la nature des lois que nous ne pouvons enfreindre, et mal arrive souvent, dans la médecine rurale, à celui qui veut les maîtriser, quand il ne sait pas les connaître.

Malheureusement, dans ce temps où l'on voit presqu'autant de guérisseurs que de malades, et, plus malheureusement encore, où les guérisseurs, dans certains villages, n'en savent pas beaucoup plus que les malades, s'il est impossible d'apprendre aux uns ce qu'ils ne veulent pas savoir, au moins est-il nécessaire d'instruire les autres des dangers qu'ils courent tous les jours dans les différents abus des saignées.

Tous les jours on ouvre les veines inutilement, les vaisseaux, des hommes courageux de la campagne, vides de sang, versent les derniers principes d'une vie si nécessaire à leur famille ; l'extérieur de tout le corps de ces hommes utiles ne présente plus qu'une livide couleur ; des lèvres pâles ; des yeux mourants ; l'affaiblissement (adynamie) général de ces corps vivants ; l'abîme du tombeau !...... Des hommes à tempéraments éminemment lymphatiques meurent anasarqués (hydropisie de tout le corps), à la suite de huit ou douze saignées faites par impéritie. Les médecins du village qui font beaucoup de saignées sont bien plus écoutés que ceux qui ordonnent un bon remède, qui recommandent un bon régime, ou qui laissent agir la nature. Combien de fois, dit M. le baron Alibert, des médecins, imbus d'un système ou d'un préjugé, n'ont-ils pas abusé de ce remède ! Hecquet fut victime des saignées nombreuses qu'on lui prodigua par son ordre avant sa mort ; et nous avons vu cette conduite répréhensible se répéter chez un praticien moderne, Bosquillon, homme très-érudit, mais très-amateur des systèmes, et non moins passionné pour cette opération.

La saignée est préconisée comme un spécifique unique dans toutes les maladies des hommes du village ; lorsqu'elle y sera bien envisagée, mieux considérée, elle y sera regardée comme un fléau redoutable dont on ne saurait trop se garantir. Tous les tempéraments sont bons, le meilleur ne vaut rien : Si nous avions un modèle de tempérament dans la nature de l'homme ; les abus des saignées, les mauvaises habitudes de la vie ne tarderaient pas à le dégrader de sa constitution primitive !... La plus légère indisposition suffit souvent pour abattre les hommes de peine du village les plus vigoureux ; leurs forces ont toujours besoin d'être ménagées dans le traitement de toutes leurs maladies. Des saignées abondantes mal employées, comme des purgatifs, les énervent et les accablent rapidement : des abus semblables sont de véritables assassinats. Nous avons presque toujours des idées incomplètes ou fausses, des hommes sur lesquels nous agissons avec une puissance non contestée : Nous ne sentons pas la nécessité de les considérer sous tous leurs points de vue physiques et moraux.

L'habitude ou plutôt la routine de faire de nombreuses saignées, de tout emporter de haute lutte, et le besoin grossier d'exercer sans relâche des facultés mécaniques, nous rend plus capables d'attaquer que d'observer, de bouleverser et de détruire, que d'asservir doucement, par les lois de la nature, ou d'organiser et de vivifier par de nouvelles combinaisons.

Depuis Harvée, la circulation du sang vint jeter une vive lumière sur plusieurs phénomènes du corps vivant de l'homme, mais elle fit éclore plusieurs doctrines médicales absurdes. Il faut tenir, disait-on, le sang assez fluide pour le faire pénétrer facilement dans les petits vaisseaux, et les vaisseaux assez souples et assez libres pour qu'ils fussent toujours disposés à le recevoir. De là cet effrayant abus des saignées et des boissons tièdes relâchantes ordonnées avec frénésie. Des médecins portèrent le délire à son comble; çomme aujourd'hui dans les villages, M. le baron Alibert cite: Botal, médecin de Henri III, Scaliger, Hecquet, Andry, Silva, Quesnay, Bosquillon. On se mit à verer des flots de sang d'une manière vraiment systématique, lorsqu'on eut rapporté presque toutes les maladies à son épaississement et à l'obstruction des vaisseaux.

La belle doctrine physiologique, de Monsieur le docteur Broussais a-t-elle changé cette terrible thérapeutique ? La théorie de la surexcitation ou de l'irritation, à l'instar des autres systématiques, ses prédécesseurs, ne vient-elle pas à son tour, verser inutilement, tous les jours de l'année, en grands flots, le sang des hommes rustiques !......

Pourquoi y a-t-il des abus dans les plus savantes doctrines ? Ce n'est pas toujours le maître qui engendre les abus de sa doctrine ; ce sont souvent ses sectateurs fanatiques qui croient imiter leur maître.

Je ne viens pas condamner la saignée, à l'instar du fameux démocrate Raspail ou de la médecine curative du répréhensible chirurgien Le Roy, deux systématiques monomaniaques que l'on doit chasser du sanctuaire de la médecine pratique et domestique.

Je m'explique :

La diathèse inflammatoire peut exister, plus ou moins, dans les quatre saisons, chez tous les hommes en proportion de leur tempérament.

Entre l'hiver et le printemps, il fait froid et sec; un

adulte d'une constitution sanguine, un athlète, ayant l'habitude de la bonne chère et des plaisirs, habitant une exposition orientale, ou une plaine élevée, et s'abandonnant sans réserve à ses passions, tombe dans une exubérance vitale, un excès qui rompt tout-à-coup l'équilibre entre les forces, donne une forte commotion aux artères, et soit la tête, soit la plèvre ou les poumons, soit le tube gastro-intestinal, tous les symptômes d'une maladie inflammatoire se prononcent au plus haut degré.

Evidemment la saignée répétée et pratiquée à temps sur cet individu fera des prodiges; on peut même le saigner jusqu'à l'eau rousse; il n'en mourra pas. La saignée plus ménagée réussira aussi sur les sanguins bubères ou de l'âge mûr; elle réussira encore chez quelques vieillards.

Monsieur Debourge, du bourg de Laventie, âgé de 95 années, fut souvent saigné par moi avec succès; il n'y avait que ce moyen pour son prompt rétablissement.

Au lieu d'être sanguin, que ledit adulte soit bilieux, chez celui-ci il y a dominance de la pléthore veineuse, la phlébotomie réussira également, dans le cas d'accidents graves. La saignée chez les adultes de tous les tempéraments, dans une saison prolongée, froide et sèche, réussira s'ils sont bien constitués; ou bien le médecin ne saura pas en calculer les limites.

Si celui-ci est partisan de l'émission sanguine, il aura donc des faits multipliés à l'appui de son système. Mais si l'inflammation n'a aucune gravité pour

un organe important ; si elle ne donne que de pusil-
lanimes inquiétudes sur la vie du malade, on réussira
mieux, par la diète et les délayants, le malade y
gagnera pour la promptitude de son rétablissement,
parce qu'il sera beaucoup moins affaibli que par les
saignées inutiles, copieuses et répétées ; comme elles
sont faites, tous les jours de l'année, en pareilles circonstances, sans distinction de saisons, sans distinction
des tempéraments, des âges, de bonnes ou de mauvaises nourritures et des passions, ou du physico-
moral des habitants du village.

Les délayants suffiront pour les nerveux et les bilieux. Sur cent malades au printemps, il y en aura
quatre-vingt-dix au moins, qu'on les saigne ou qu'on
ne les saigne pas, qui n'en mourront pas, si rien ne com-
plique l'inflammation, comme un vice contagieux ou de
constitution organique antérieur. Les stimulants, les
anti-spasmodiques et les toniques ne peuvent qu'em-
pirer les inflammations ; mais plus tard, donnés à
propos, ils auront de grands avantages. Les toniques
sont cependant, souvent utiles dans les inflammations intermittentes bien caractérisées; chez les lymphatiques en particulier. Les sangsues et les ventouses doivent être préférées dans le traitement de presque toutes les inflammations des personnes du village, quand les émissions sanguines sont reconnues
nécessaires ; si ce n'est dans celles non encore locali-
sées, où la nature, trouvant une égale résistance sur
tous les points, met tous les organes dans un état de
surexcitation, jusqu'à ce que le plus fatigué devienne

le siège d'une phlogose ou d'une hémorrhagie.

Comme on doit craindre d'en laisser compromettre un de première importance, la saignée du bras sera préférée, afin d'abattre la force du cœur et obtenir un vide universel. Quand, au contraire, l'irritation est bien localisée, et qu'il existe, par des causes très-connues, une grande faiblesse du corps vivant de l'homme des champs, précédé d'une grande fatigue le partage ordinaire des ouvriers courageux comme de beaucoup de maîtres, doit-on frapper le malade à coups de lancettes répétés, comme on le fait tous les jours dans les villages ? Non : alors les sangsues, s'il en faut, mériteront, sans exception, la préférence, même pour les tempéraments les plus sanguins. Pourquoi ? parce que l'on ne peut combattre, sans affaiblir l'économie, plus avantageusement l'irritation qu'en dégorgeant le réseau vasculeux sur lequel elle s'est établie. Les ventouses seront réservées pour les lymphatiques sans susceptibilité, elles irritent les nerfs de la peau beaucoup plus que les sangsues, et peuvent augmenter sympathiquement l'irritabilité des organes intérieurs.

Les saignées locales doivent alors être assez copieuses pour remplir à la fois les deux indications : Les docteurs Bosquillon, Broussais et Corvisart, dit le Prieur, dans les inflammations violentes de la poitrine qui donnaient à craindre une indisposition anévrismatique du cœur ou des gros troncs, ouvraient la veine et appliquaient, dix ou douze heures après, des sangsues dans le voisinage du point douloureux.

Mais s'il est des circonstances où les saignées sont absolument nécessaires ; si on peut les pratiquer souvent sans danger, comme dans les saisons froides et sèches prolongées, on doit pourtant en éviter l'abus ; s'il est évident que, sur cent irritations du printemps, il y en a quatre-vingt-dix qui doivent guérir avec ou sans émission de sang, pouquoi cet enthousiasme fanatique, ces éloges outrés pour un moyen qui, comme tant d'autres, a de bons effets, mais qui peut en avoir de très-mauvais ?

Tous les moyens sont bons et feront des merveilles, employés par des médecins habiles ; tous deviendront pernicieux entre les mains de l'ignorance.

Eh ! combien d'hommes, se disant médecins, qui ne pratiquent la saignée, n'ordonnent les purgatifs ou le quinquina que sur la foi d'un nom célèbre qu'ils ont adopté ; qui, sans calculer ni le bien ni le mal qu'ils peuvent faire, comme les médecins de Molière, n'ont qu'un remède pour toutes les maladies !! « La » saignée !!!.... »

Au printemps, un adulte athlétique tourmenté par le sang qui porte fortement à la tête, ils vont l'assaillir à coup sur coup de lancette, ou l'affubler d'un essaim de sangsues. Ils réussiront et chanteront victoire ; mais, en automne, ils en feront autant à l'individu faible et nerveux, dont la susceptibilité augmentée mettra les facultés physico-morales en désordre, et « le malade mourra........ » Demandez-leur à qui la faute ?.... Ce ne sera pas la leur, ce sera celle du malade.

« Alors ils crient, ils publient partout que la maladie était mortelle, que c'était une fièvre putride ou maligne, etc... »

Leurs mauvais succès ne les épouvantent pas ; ils savent qu'il y a des héritiers qui s'intéressent peu pour les morts, que si l'on crie, ce n'est que les premiers jours. Les tombeaux des victimes des abus de leurs saignées sont muets.

Qui ne voit la foule de maux qui émanent de ces terribles abus ; ou plutôt cette funeste routine qui abuse, tous les jours de l'année, du sang des hommes de peine les plus utiles ?

« Maîtres et ouvriers, vous en êtes souvent les tristes victimes !.. »

Quelle multitude de maladies factices ultérieures n'en résulte-t-il pas ?

Combien de ces maladies qui auraient été heureusement guéries, si les forces de la vie de l'homme, déjà en pénurie, n'avaient pas été troublées par d'inutiles saignées ?

Quelle immense nécrologie on dresserait, si tous les médecins judicieux fournissaient les observations qu'ils ont recueillies de ces sinistres abus. Tout le monde voit ces horreurs, cependant personne n'élève la voix. Les médecins instruits sont trop peu inquiets de la vie des hommes rustiques.

On ne songe qu'à gagner de l'argent, les malades ne méritent aucune attention ; on ne les visite que pour l'argent qu'ils doivent donner.

Les habitants du village sont tellement habitués

d'être saignés, qu'ils ne connaissent plus que le médecin mécanique comme l'ouvrier qui a fait son travail. Les trois quarts des villageois ne donneront pas d'honoraires volontiers s'ils ne sont pas saignés. D'une aussi funeste ignorance, il peut en résulter une foule de maux ou d'abus incalculables.

Un phlébotomiste (grand saigneur du village), soit pour gagner beaucoup d'argent, soit par ignorance, peut faire quinze saignées tous les jours à un franc.

« Calculez!... » 5,475 francs par année.

Soixante-quinze saignées auront peut-être été nécessaires; donc il en aura fait cinq mille quatre cents inutiles.

Lecteurs judicieux, tirez vos conséquences.

Car, les faits parlent, et bientôt les pierres sépulcrales et les morts, de la profondeur de leurs tombeaux, crieront contre ce désordre thérapeutique.

Il doit cependant sentir, dans son âme, que la religion, la probité le condamnent ; mais la soif de l'or le dévore, le démon de la convoitise le tient perpétuellement cramponné au veau d'or. Il brûlera toute sa vie de la soif d'avoir. Peu inquiet sur le meilleur traitement des maladies, l'heureuse routine des saignées le met dans la brillante perspective de tout envahir. Beaucoup de médecins veulent s'enrichir, il est impossible d'y parvenir en n'exerçant que la médecine judicieuse et consciencieuse.

Nous avons quatre méthodes dans le traitement des maladies, l'anti-phlogistique, l'évacuante, la tonique et l'expectante ou d'observation ;

celle-ci, quand le médecin n'est pas sûr de son fait, vaut toujours le mieux, elle est rationelle.

Quelle que soit celle que l'on adopte, fût-elle la meilleure du monde, elle ne réussira pas toujours. Mais, pourquoi saigne-t-on toujours dans les villages des nerveux, des êtres irritables accablés par les affaires de famille, fatigués par les rudes travaux des champs ; maigres et desséchés ; pourquoi saigne-t-on ces nombreux phlegmatiques, des enfants, des nourrices et des vieillards qui n'ont plus assez de sang ? Voilà l'impéritie spoliatrice de la médecine rustique qui occasionne bien des ravages.

Si la santé est le premier des biens des hommes du village, l'impéritie phlébotomique est aussi le premier de leurs maux.

Les saignées seront-elles toujours des moyens universels dans le traitement des maladies des hommes du village ? Quoi de plus commode, en effet, pour l'homme qui ne sait rien, que d'avoir un remède pour tous les maux ?

Aujourd'hui, dans plusieurs villages, on ouvre encore la veine dans les fièvres dites adynamiques ou putrides, et ataxiques ou malignes ; les malheurs de tous les jours, qui suivent cette funeste pratique, la certitude même d'un sinistre événement, ne peuvent la faire abandonner par ses ignorants partisans. Il est évident, que ces fièvres pernicieuses sont très-communes au village. Attendu qu'elles attaquent de préférence les personnes qui se nourrissent mal, usant d'aliments de mauvaise qualité, des aqueux, d'eaux stagnantes et corrompues, accablées par de grandes fatigues ; affaiblies par les peines de l'âme, des excès de l'onanisme ou de Vénus, des veilles prolongées, des maladies antérieures ou encore existantes ; habitant des lieux humides, sombres, mal aérés, ou des expositions au sud ou à l'occident, des vallées étroites et marécageuses, surtout quand elles s'ouvrent à l'aspect du midi, respirant un air chargé de vapeurs hétérogènes ou d'émanations infectes, comme tous les endroits où se trouvent des réunions nombreuses.

Le corps de l'homme du village, influencé tous les jours par des causes de cette nature, peut-il être considéré souvent dans un état d'inflammation ou de surexcitation ? Les anti-phlogistes ou phlébotomistes des villages, je crois, ne seront pas tentés de le soutenir. Il est, au contraire, dans un état de susceptibilité morbide et d'une grande faiblesse générale.

Une des formes les plus insidieuses, dit M. Pinel, sous lesquelles se présente quelquefois, dès les premiers jours, la fièvre adynamique, c'est lorsqu'elle prend les apparences d'une fièvre dite inflammatoire; c'est ce qui a fait quelquefois recourir à la saignée, et a donné lieu aux suites les plus funestes.

Que devons-nous dire de ces médecins de la campagne qui s'en font un précepte général en pareilles circonstances ? Dans les villages, pendant le choléra dernier, j'ai vu des jeunes gens qui étaient véritablement attaqués du choléra adynamico-ataxique, pour avoir porté la fureur de l'onanisme à son comble ; et ne mourir que le quatrième, septième ou dixième jour de leurs épouvantables maladies.

Combien de fois la médecine villageoise, avec ses nombreuses saignées, n'ôte-t-elle pas les dernières étincelles de la vie de ces jeunes gens égarés, pour lesquels on conserverait encore quelqu'espoir de guérison par un régime analeptique suivi de la morale religieuse !...

« Il y a des endroits où les débauches avec les » femmes n'y sont presque regardées que comme un » usage; les plus coupables sur cet article, n'en font » pas un mystère, et ne se doutent pas même qu'ils » puissent en être plus méprisés : C'est du héroïsme.

» On prétend que Coridon et l'Alexis de Virgile » n'y seraient même pas inconnus. »

Le médecin thérapeutiste doit tout savoir, afin de ne pas répandre le sang des hommes inutilement. En médecine, les connaissances nécessaires pour extirper l'erreur sont plus étendues que celles exigées par la vérité.

Si celle-ci était toujours pure en médecine, nous n'aurions pas besoin d'un si grand appareil de science préparatoire ; mais dans son état actuel, nous devons être munis d'un grand nombre de principes, pour nous tenir en garde contre toutes les erreurs qui pullulent de toutes parts.

Les causes débilitantes, sans contestation, affaiblissent les forces vitales, l'homme du village, toujours sous leur influence, ne peut donc être dans un état de vitalité augmentée.

Otez-lui une dose de ses forces, la susceptibilité

augmentera, compagne inséparable de la faiblesse, du mal être et de la fatigue.....

Peut-on, avec de pareils éléments, fonder la doctrine de la surexcitation ? C'est la faiblesse morbide imminente.

Tout-à-coup la susceptibilité s'exaspère, les forces de la vie se dérèglent, les sympathies portent inégalement les forces ; irritations de certains organes, faiblesse et inertie des autres ; contrastes des phénomènes adynamiques et ataxiques.

Les saignées d'automne, en pareilles circonstances. ne sont pas admissibles, si elles sont réclamées, il faut les pratiquer au début avec mesure, mieux vaut s'en abstenir, parce que la faiblesse du corps domine, et que la saignée l'augmentera encore d'une manière quelquefois mortelle. Les sangsues employées aux villages, dans tous ces cas et en toute sécurité, ne sont pas même sans dangers. La saignée locale produira un vide, un léger soulagement, mais elle affaiblira le corps de l'homme déjà en disette de forces. Le calme obtenu sera celui de la faiblesse complète, Il est des hommes sur lesquels des médecins réussirent avec la saignée, mais, c'est que leurs corps n'étaient pas fatigués d'efforts de toutes natures. Les toniques seront toujours nuisibles, hors le cas d'intermittence complète et de quelque durée.

Les fièvres adynamiques et ataxiques compliquées des affections gastro-intestinales, encéphale, foie, reins, utérus, poumons, plèvre et articulations, sont terribles dans le résultat.

Peut-on mettre des sangsues sur tous ces organes, malgré qu'ils sont entourés de phénomènes phlogistiques ? Il faut jeter l'ancre de miséricorde ou bien laisser rouler, en spectateurs oisifs, le malade dans l'abîme du tombeau.......

Il faut faire schisme avec le dogme de la surexcitation, donnez le sulfate de quinine de suite à haute dose, autant que le malade pourra le supporter, et à la première intermission si elle se présente.

On objecterait que les toniques sont dangereux, que la saignée préliminaire est indispensable. De deux maux il faut éviter le pire, je dis non, elle sera mortelle.

Qu'on ruine ces forces d'un seul coup par une saignée du bras, comme le phlébotomiste ne manque pas de le faire au village, ou qu'on les ruine en détail par les sangsues, la catastrophe n'en sera pas moins certaine : Le malade ne verra peut-être pas deux paroxismes après la saignée, et sera mort avant qu'on ait eu le temps d'administrer le quinquina. Les frictions stimulantes seront toujours d'un grand secours.

En pareilles circonstances, les abus des saignées occasionnent plus de ravages que le choléra pendant lequel aussi, nos ruraux phlébotomistes sur les places, dans les cours, dans les étables comme dans les maisons, saignaient à outrance toutes les personnes qui se présentaient à eux. La terreur du choléra saisit tout le monde villageois et obséda tous les esprits.

L'argent tomba comme la grêle dans les coffres des grands saigneurs.

Après être saignées, les personnes étaient-elles moins épouvantées ? Non, la panique était au contraire augmentée. Elles donnèrent donc plus d'aptitude à contracter cette terrible maladie !... Evidemment, en affaiblissant la vie animale, le phlébotomiste augmenta la terreur, et les causes septiques ou putrides du choléra devaient avoir plus d'influence.

La saignée générale ou locale, ne doit jamais être un remède bannal : Elle ne convient pas plus à tous les malades qu'à toutes les époques de la maladie, et le temps opportun souvent n'est pas long.

C'est par cette raison qu'il faut savoir en bien reconnaître la nécessité.

Dans la médecine rustique, une irritation s'annonce, quelle que soit sa force ou sa nature, c'est la saignée du bras et des sangsues ; on épuise les forces par degrés et la maladie conduit le patient au tombeau. Il est un préliminaire de quelques symptômes inflammatoires isolés et contrastant avec la disposition du corps de l'homme, qui n'est toujours qu'un simulacre qui disparait le septième jour, et laisse après lui l'état d'adynamie ou d'ataxie le plus complet.

« Dans le cas que je viens de citer, combien de personnes ne sont-elles pas saignées tous les jours par le rural médecin ! . . . . »
Au lieu d'être malade quinze jours, elles le sont deux ou trois mois ; heureuses, si elles n'en viennent pas à mourir.

Dès le début des inflammations, chez les phlegmatiques, l'adynamie ; chez les nerveux, l'ataxie ; pour ajouter aux abus des saignées faites par les phlébotomistes rustiques ; le tube gastro-intestinal offre des signes d'irritation très-vive. Les saignées du bras doivent être remplacées par les évacuants, les sangsues, par des stimulations cutanées, composées d'alcali, d'essence, alcool camphré et une solution d'hydrochlorate de soude. Je parle des lymphatiques : si ces malades ne meurent pas, étant très-affaiblis par les abus des saignées et la maladie elle-même, qu'ils satisfassent leurs appétits ou qu'on leur augmente les aliments un peu trop tôt, l'irritation se renouvelle du côté du tube gastro-intestinal, les forces qui restent y convergent rapidement, le malade peut mourir subitement par une indigestion, d'autrefois un peu plus tard, dans les vingt-quatre ou quarante-huit heures ; fort heureux quand il n'éprouve qu'une rechute à laquelle encore il n'a pas toujours le bonheur d'échapper ! . . . . . . , . .

Les exemples de cette espèce pullulent dans les campagnes. Voilà les fruits phlébotomiques, de votre rustique et systématique doctrine.

Les abus précités sont bien plus répréhensibles que ceux de la méthode évacuante par les drastiques incendiaires du chirurgien Le Roy.

Il ne faut pas lambiner trop à soutenir les forces de ces malades qui se délabrent avec célérité. J'ai vu mourir des hommes du tempérament lymphatique, de ces gros et grands fermiers, qu'on disait être des athlètes, des colosses, des hercules des champs ; parceque leur phlébotomistes temporisèrent trop longtemps dans l'administration des toniques ou corroborants : ceux-ci ordonnés avec opportunité feront toujours des merveilles. On a souvent peu de chose à redouter de l'irritation gastro-intestinale.

Chez les nerveux, où la susceptibilité est souvent très-exaltée, pourquoi les saigne-t-on à la moindre irritabilité ou sensibilité ?

J'ai vu les plus grands malheurs, par l'impéritie des saignées, chez les dames nerveuses :

Les évacuants et les saignées sont de véritables poisons pour elles. Les dames nerveuses sont de bonnes clientes pour les phlébotomistes du village ; elles ont l'habitude de se faire saigner dans chaque émotion forte; il serait quelquefois bien nécessaire de les saigner cinquante fois par jour. A part la saignée, c'est le traitement anti-phlogistique, dans toute son étendue, qu'il faut employer ! Les calmants et les anti-spasmodiques choisis dans les plus doux. Les toniques seront ordonnés opportunément.

Les personnes à convictions évidemment chrétiennes, trouveront souvent, dans les nobles principes de notre religion, les calmants ou les anti-spasmodiques et même une espèce de tonicité que nous ne trouverons jamais dans le plus savant traité de Thérapeutique et de matière médicale.

La conviction morale et religieuse remonte, avec certitude les ressorts physiques de l'organisation vivante de la personne abattue par les plus grands malheurs , que toutes les diverses et honteuses misères de ce bas-monde gangrène, où les choses les plus sacrées sont quelque fois corrompus par les affiliés de la colline.

L'illustre Boerhaave lui-même, malgré son zèle ardent pour la propagation des théories mécaniques avouait, sur la fin de sa carrière, qu'il s'était mépris sur les vrais principes de la science de l'homme, et, ramenait continuellement ses disciples à la contemplation de l'action nerveuse et des effets immatériels qui la constituent.

(Alibert, traité de Thérapeutique).

Les grandes vérités du traitemeut des maladies doivent donc se rattacher à la considération des phénomènes nerveux : Si ceux-ci sont mal appréciés, les erreurs phlébotomiques les plus dangereuses seront commises dans les villes comme dans les campagnes.

EXEMPLE.

Madame B.. de W.., constitution nerveuse bien caractérisée, fut évidemment victime des abus des saignées :

Toute jeune et bien organisée, elle tomba dans une susceptibilité tremblotante, incurable, suite inévitable des saignées copieuses et répétées qui lui furent faites à la moindre irritabilité ou action nerveuses.

O infaillibles ! !.. O systématiques , reconnaissez donc vos témérités, je veux dire, vos impérities phlébotomiques ! ! ! ! . . . . , Réfléchissez ! ! , ...

Que vos âmes poussées par vos cœurs, s'avancent souvent jusqu'à la vallée des sépulcres. . . . .
Méditez, recontemplez nuits et jours, ces lieux saints, solitaires et sacrés ! ! ! . . . .

Prêtez les oreilles : Des voix sépulcrales, sourdes et lugubres, des gémissements, des plaintes se font entendre de la profondeur de ces épouvantables abîmes :

Voici les hécatombes ! ! . . . Voilà les catacombes de votre rustique doctrine de la surexcitation !!. . . . . .

LE DOCTEUR JOSEPH FRANCK DIT :

On peut donc résumer ainsi les qualités d'un médecin :

Une éducation libérale, la finesse des sens, un esprit calme, posé, réfléchi, méthodique, observateur, mais prompt à se décider dans les cas urgents, un discernement sagace, rapide et sûr pour distinguer les cas où une sage expectation est utile, de ceux ou la temporisation serait nuisible ; et savoir saisir l'occasion si fugitive, profiter de l'opportunité et garder la mesure en tout ; un jugement juste, solide, droit, mûri par la méditation ; un raisonnement fort, puissant, irrésistible ; des mœurs pures, une probité intacte, des passions modérées, réglées ; la tempérance, la sobriété, la modestie, le désintéressement, l'affabilité ; mais l'humanité, la charité, la douceur, formeront le fond de son caractère. Il ressentira la pitié la plus tendre pour ses malades auxquels il sera entièrement dévoué.

Compâtissant aux faiblesses d'autrui, il sera sévère

pour lui-même. Il aura beaucoup de patience, de tolérance, mais une connaissance profonde du cœur humain, une attention inépuisable, consacrée toute entière aux traitements des maladies où rien ne doit être négligé, lui auront appris, qu'il faut déployer une grande fermeté, une persévérance inébranlable dans les résolutions arrêtées. Une conduite régulière, des manières simples, aisées, une déférence bienveillante pour ses confrères lui mériteront leur estime. L'amour de sa profession, une ardeur infatigable pour l'étude, l'éloignement du tourbillon des affaires, de l'entraînement des plaisirs, des sociétés bruyantes, de toute préoccupation politique, des connaissances méthodiquement acquises et bien examinées, un grand fond d'expérience mûrie par la réflexion, une élocution simple, consolante, éloignée du bavardage et du laconisme, lui donneront une considération méritée. Il apportera une intelligente exactitude à recueillir les faits. Sans aucun préjugé, sans aucune prédilection pour un système, une doctrine quelconque, n'ayant d'autres guides que l'expérience et l'observation.

Il les étudiera, les pèsera, les appréciera avec une raison sévère, sans toutefois, lorsqu'ils seront authentiques, les rejeter parcequ'il ne pourrait les expliquer. Il remontera aux causes quand cela sera possible, mais il ne s'appuiera que sur l'expérience et l'observation, et n'emploiera que les méthodes thérapeutiques qu'elles auront consacrées, car, comme le dit Bacon, celle-ci est la démonstration des démonstrations.

La plupart des qualités énumérées ci-dessus, ne peuvent être reconnues que par des personnes ins-truites, mais, en définitive, les signes à la portée de tout le monde pour choisir un médecin, sont la pro-bité, l'ardeur pour l'étude, l'amour de sa profession, la prudence, la droiture du jugement, l'expérience, la sensibilité des passions modérées et réglées, la to-lérance, la patience, la douceur, la franchise, la mo-destie, la retenue, la circonspection, la discrétion, une fidélité inébranlable au maintien d'un secret, la tempérance, tant par rapport aux aliments et aux boissons, que par rapport à toutes espèces de plaisirs, un esprit sage, une grande aptitude au travail, un raisonnement juste, solide, de la piété sans fanatisme, le désintéressement, un entier dévouement à son état auquel il consacre tout son temps, ne lui en dé-robant ni pour la littérature, ni pour le journalisme, ni pour des compilations littéraires, moins encore pour les cajoleries des femmes et des hommes, ne cultivant, en un mot, d'autres sciences ou arts que la médecine. Il ne se laissera dominer par aucun système, n'embrassant pas trop promptement les innovations. Il sera aussi éloigné d'un flux de paroles que d'un laconisme trop étroit; il compâtira vivement aux maux d'autrui, il interrogera convenablement ses malades, il combinera dans leur traitement le régime aux médicaments.

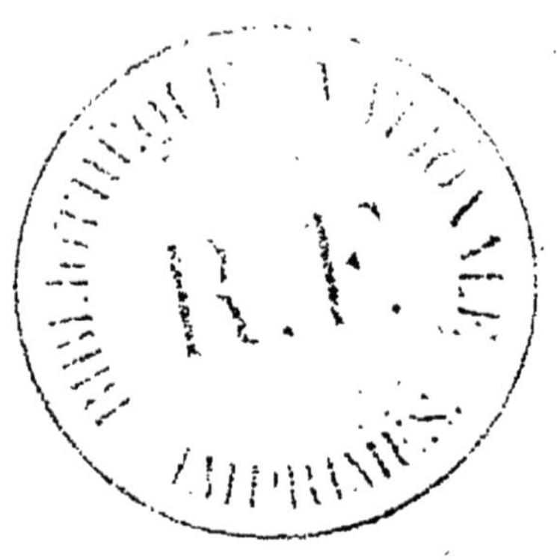

OPINION DE M. ADELON SUR LA RÉSIDENCE DES MÉDECINS OFFICIERS DE SANTÉ.

Le 11 Septembre 1851, dans une salle de la préfecture, Monsieur Adelon, Président du Jury médical du Nord, me manifesta l'opinion suivante sur l'exercice des Médecins Officiers de santé.

En résidant, dit-il, dans le département où vous reçutes votre diplôme, on ne peut pas, à mon avis, gêner la liberté des habitants d'un autre département, les empêcher de se servir de vous; ce serait le dernier baillon ou le dernier coup porté à la liberté d'action.

Wazemmes. — Imp. de Horemans.